Jean Hégo

Zahnerkrankungen
homöopathisch behandeln

BESONDERER DANK GILT

Dr. André ROUY für die Idee,

Prof. Aimé BENILLOUZ für seine stete Hilfe,

Dr. Roland ZISSU und Dr. Christian GARCIA für ihre Ratschläge,

dem BOIRON Verlag für seine Initiative und Zusammenarbeit.

Jean Hégo

Zahnerkrankungen homöopathisch behandeln

Homöopathie bei Karies, Parodontose, Verletzungen
und weiteren Zahn- und Zahnfleischbeschwerden

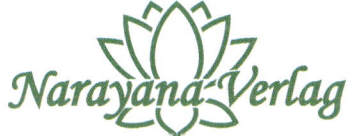

Jean Hégo
Zahnerkrankungen homöopathisch behandeln –
Homöopathie bei Karies, Parodontose, Verletzungen
und weiteren Zahn- und Zahnfleischbeschwerden

Titel der französischen Originalausgabe: L´Homéopathie -
En Pratique Odonto-Stomatologique © 2002 Boiron France

1. deutsche Ausgabe 2014
ISBN 978-3-95582-039-8

Übersetzt von Ulrike Reiff
Coverabbildung: © Serp - Fotolia.com, fotomek - Fotolia.com
und K.-U. Häßler - Fotolia.com

Herausgeber:
Narayana Verlag GmbH, Blumenplatz 2, 79400 Kandern
Tel.: +49 7626 974970-0; E-Mail: info@narayana-verlag.de
www.narayana-verlag.de
© 2014 Narayana Verlag GmbH

Die Empfehlungen dieses Buches wurden von Autor und Verlag
nach bestem Wissen erarbeitet und überprüft.
Dennoch kann eine Garantie nicht übernommen werden.

Wenn Sie sich für eine Behandlung entscheiden, sollten Sie unbedingt einen erfahrenen Arzt oder
Heilpraktiker konsultieren. Dieses Buch ersetzt keine medizinische Diagnose und Behandlung.
Weder der Autor noch der Verlag können für eventuelle Nachteile oder Schäden, die aus den im
Buch gegebenen Hinweisen resultieren, eine Haftung übernehmen.

INHALTSVERZEICHNIS

VORWORT

Dieses Buch soll Zahnärzten und Stomatologen helfen, dem wachsenden Interesse ihrer Patienten an einer fachübergreifenden homöopathischen Therapie gerecht zu werden. Die in diesem Buch dargestellten homöopathischen Behandlungsvorschläge für die gängigsten Zahnerkrankungen stammen aus meiner persönlichen Praxis.

Auch für interessierte Laien ist das Buch ein wertvoller Ratgeber.

Die Homöopathie ist eine Therapieform, in der das Ähnlichkeitsprinzip angewendet wird und dem Kranken eine geringe oder Infinitesimal-Dosis einer Substanz verabreicht wird, die in messbarer Menge bei einem Gesunden die identischen Symptome der bestehenden Erkrankung produzieren würde. Die Wirkung der homöopathischen Substanz, die über die Mundschleimhaut aufgenommen wird (Globuli unter die Zunge), ist schnell, fast augenblicklich.

Diese Therapieform ist für den Zahnarzt eine zusätzliche Unterstützung in der Praxis. Ich für meinen Teil habe die wohltuende Wirkung im Laufe meiner persönlichen Praxis schätzen gelernt.

1. ASPEKTE DER HOMÖOPATHIE

1.1 Homöopathische Arzneimittel

Homöopathische Arzneimittel sind pflanzlichen *(Calendula officinalis)*, tierischen *(Apis mellifica)*, mineralischen *(Silicea)* oder organischen Ursprungs.

Arzneimittel pflanzlichen Ursprungs

Urtinkturen (Ø) pflanzlichen Ursprungs erhält man durch Mazeration in Alkohol der frischen Pflanze oder eines ihrer Teile, seltener von getrocknetem Material. Die Mazeration erfolgt in Glasbehältern oder Behältern aus Edelstahl über mindestens 10 Tage. Um die Urtinktur zu erhalten, wird das Mazerat abgepresst, abgefüllt und filtriert, dann unter besonderen und streng kontrollierten Bedingungen gelagert. Die Masse der so erhaltenen Urtinktur entspricht dem 10-fachen des verwendeten Ausgangsstoffes (im Vergleich zum selben getrockneten Ausgangsstoff).

Arzneimittel tierischen Ursprungs

Diese werden z. B. herstellt aus ganzen verwendeten Tieren *(Apis mellifica* = komplette Honigbiene, *Formica rufa* = Rote Waldameise), einzelnen Teilen oder tierischen Organen, bestimmten Sekreten *(Sepia* = Tinte vom Tintenfisch, *Lachesis* = Gift der Buschmeisterschlange).

Arzneimittel mineralischen oder organischen Ursprungs

Sie sind mineralischen oder organischen Ursprungs und umfassen einfache oder zusammengesetzte Stoffe wie Metalle oder metallähnliche Stoffe, Hormone, Vitamine, chemische Komplexe natürlichen oder synthetischen Ursprungs.

1.2 Herstellung potenzierter Arzneimittel

Homöopathische Potenzen werden aus der Urtinktur oder der chemischen oder tierischen Ausgangssubstanz hergestellt. Wenn die Ausgangssubstanz nicht in Wasser oder Alkohol löslich ist, wird eine Verreibung hergestellt *(Cuprum metallicum* = Kupfer). In einem Mörser wird 1 Teil der Substanz mit 99 Teilen Laktose vermischt; man erhält so die C1-Verreibung. Wird der Vorgang erneut durchgeführt, erhält man die C2, danach die C3. Ausgehend von dieser Verreibungsstufe ist es möglich, eine flüssige Potenz zu erhalten, indem man

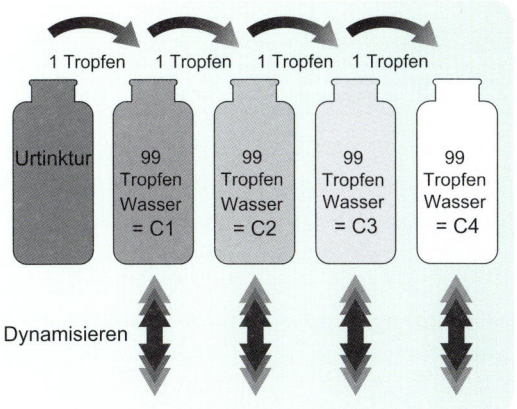

1 Teil der Verreibung in 100 Teilen Lösungsmittel auflöst. Diese Lösung kann anschließend zur Herstellung weiterer Potenzen verwendet werden.

Potenzierung

Der Vorgang der Potenzierung ist sehr empfindlich, und unterliegt hohen Qualitätsanforderungen:

- Die Luft sollte möglichst rein sein: Stadtluft enthält – auch wenn sie wenig verschmutzt ist – Spuren von Schwefel, Quecksilber, Blei und anderen toxischen Substanzen. CO_2 könnte mit den homöopathischen Potenzen komplexe Produkte entstehen lassen, die mit der Ausgangssubstanz nichts mehr zu tun haben. Aus diesem Grunde sollte innerhalb des Labors ein Luftfiltersystem die Luftverschmutzung gering halten.
- Die Potenzierungsvorgänge finden in einem Behälter mit laminarer Strömung statt, in welchem die Luft gefiltert wird, bis sie weniger als 100 Partikel pro 30 Liter Luft enthält (Norm für Reinräume). Ein Partikel-Zähler kontrolliert die Einhaltung dieser Norm.

Diese Reinheit der Luft wäre unnötig, wenn das Material und das Lösungsmittel selbst nicht auch völlig rein wären:

- Als Lösungsmittel wird ein Alkohol mit Vol. 70% verwendet.
- Die verwendeten Behälter für die Potenzen werden dreimal in Folge mit Wasser gespült, dann für eine Stunde bei 180 °C getrocknet. Vor der Benutzung werden sie fachgerecht von der Raumluft befreit und mit reiner Luft aus dem Behälter mit laminarer Strömung gefüllt.

3

Eingesetzte Potenzen

Man verwendet verschiedene Arten von Potenzen in der Homöopathie:

- **C-Potenzen** nach Hahnemann: Sie sind die am häufigsten Verwendeten und werden aus 1 Teil Ausgangssubstanz und 99 Teilen Lösungsmittel hergestellt. Diese Mischung wird mittels einer Schüttelmaschine heftig geschüttelt - man spricht vom sogenannten „Dynamisieren"- und erhält anschließend die C1-Potenz. 1 Teil dieser Potenz wird wieder mit 99 Teilen des Lösungsmittels vermischt, geschüttelt und ergibt dann die C2 und so weiter.
- **D-Potenzen** nach Hahnemann: Sie sind 1:10 verdünnt.

Eine homöopathische Arznei wirkt also mit einer unendlich kleinen Menge an Substanz und durchläuft zuvor eine Reihe von Verdünnungen und Verschüttelungen.

1.3   Darreichungsformen

Homöopathische Arzneien werden am häufigsten als Globuli in unterschiedlicher Größe verabreicht; sie sind mit homöopathischer Ausgangssubstanz imprägniert. Dabei handelt es sich um kleine Milchzuckerkristalle, umhüllt von Saccharose und Laktose. Die Umhüllung erfolgt in speziell dafür konzipierten rotierenden Kesseln. Zur Herstellung von Globuli benötigt man je nach Größe etwa zwei Wochen oder sogar noch einige Tage länger.

Innere Anwendung – Globuli

Globuli gibt es in verschiedenen Größentypen. Das Homöopathische Arzneibuch (HAB) schreibt für die Herstellung von D- und C-Potenzen Globuli der Größe 3 vor (Vorschrift 10 HAB). 1g Globuli der Größe 3 sind 110 bis 130 Stück. Globuli haben je nach Größe einen Durchmesser von etwa 0,5 bis 1,5 mm und eine weiße bis gelbliche Farbe. Die Dosierung liegt bei 5 Globuli je Einnahme. Zur Einnahme legt man sie unter die Zunge und lässt sie sich dort langsam auflösen.

Äußere Anwendung, Injektionen

Weitere Darreichungsformen für homöopathische Arzneien sind: Salben, Ampullen, Zäpfchen, Ovula (Vaginalzäpfchen). Diese Arzneien enthalten entweder nur 1 Wirkstoff = Einzelmittel oder einen Wirkstoffkomplex = Mischung verschiedener homöopathischer Arzneien mit ähnlicher klinischer Wirkung.

1.4 Besonderheiten beim Gebrauch homöopathischer Arzneien

Aufgrund ihres potenzierten Zustands reagieren homöopathische Arzneimittel empfindlich auf ätherische Duftstoffe; durch die Nähe von Äther, Kampfer oder Parfums können sie sich verändern. Auch ein zu starkes Erwärmen der Globuli-Röhrchen sollte vermieden werden; die Hitze könnte die Therapiewirkung des Medikaments verändern.

Es ist zu empfehlen, homöopathische Arzneien nicht direkt zu den Mahlzeiten einzunehmen. Entgegen der allgemeinen Meinung antidotieren Minze und Kaffee, wenn sie mit Abstand zur Arzneimitteleinnahme eingenommen werden, nicht die Wirkung der homöopathischen Arzneien.
Die Einnahme homöopathischer Mittel schließt die Anwendung anderer Medikamente, besonders allopathischer, nicht aus; ihre Wirkung erreicht allerdings nicht das gleiche Niveau.

1.5 Homöopathische Behandlungsvorschläge für die häufigsten Beschwerden

Anwendungsgebiete

Die homöopathischen Therapievorschläge können als Schemata betrachtet werden. Sie erleichtern die Arbeit in der Praxis, wenn sie folgendermaßen angewendet werden:
* zur Prävention
* zur OP-Vorbereitung, zur OP-Nachsorge
* während eines zahnärztlichen Eingriffs
* zur Unterstützung des Patienten

Patientengruppen

Für folgende Patienten sind diese vielfältigen Therapiemöglichkeiten geeignet:
* Patienten in einer laufenden homöopathischen Behandlung; hier wirken sie nicht störend, sondern als Ergänzung
* Patienten mit einer Allergie
* als Ersatz für eine allopathische Verordnung (Antibiotika, Entzündungshemmer, etc.)
* besonders bei Schwangeren und stillenden Frauen, alten Menschen oder Patienten mit Herzinsuffizienz

Homöopathische Potenzen

Bei einer Verordnung aufgrund von lokalen Zeichen werden grundsätzlich tiefe Potenzen (C6) empfohlen. Mittlere Potenzen (C12) und hohe Potenzen werden bei konstitutionellen Zeichen verordnet (z. B. Personen mit Parodontalerkrankungen). Die Mittelgaben erfolgen immer in Verbindung mit klinischer Behandlung und Vorgehensweise.

Behandlungsdauer

Die Behandlungen sind immer von kurzer Dauer: 4-8 Tage; nur konstitutionelle Behandlungen (z. B. Remineralisierungen) dauern etwas länger (3 Wochen) und werden je nach Wirkung 1- bis 2-mal wiederholt, besonders bei Parodontalerkrankungen (Erkrankungen des Zahnhalteapparates).

2. KRANKHEITSBILDER

2.1 ÄNGSTE IN DER ZAHNÄRZTLICHEN PRAXIS

Durch homöopathische Arzneien entsteht keine Müdigkeit, wie man sie manchmal nach der Einnahme anderer Medikamente findet. Sie sind unbedenklich in der Schwangerschaft und rufen keine Wechselwirkungen mit anderen Medikamenten hervor. Weiterhin haben sie keine unerwünschten Wirkungen und erlauben uns eine individuelle Behandlung, je nach Verhalten und Reaktion unseres Patienten.

Angst vor dem Zahnarzt

- *Gelsemium sempervirens* **C12**
  1 Gabe am Abend vor der Behandlung oder am Tag der Behandlung, etwa 2 Stunden vorher oder
- *Gelsemium sempervirens* **C6**
  4–5 Tage vor der Behandlung, jeweils morgens 5 Globuli

„Blockierter" Patient mit **„Kloß im Hals"**

- *Ignatia amara* **C6**
  3 Tage vor der Behandlung jeweils 5 Globuli, am Tag vor der Behandlung morgens und abends je 5 Globuli sowie während der Behandlung

Übersensible Patienten, die mit Nerven- und Kreislaufschwäche reagieren (z. B. Blässe, Schweiß)

- *Moschus* **C12**
  1 Gabe direkt vor der Anästhesie, vom Behandler selbst verabreicht, wobei er auf die Reaktion und das Wohlergehen seines Patienten achtet.

Ungeduldige, leicht erregbare und **maßlose Patienten**

- *Nux vomica* **C12**
  1 Gabe am Morgen der Behandlung

Chronische Ängste und **übermäßige Empfindsamkeit**

- *Iodum* **C6**
- *Ignatia amara* **C6**
- *Nux vomica* **C6**
  morgens je 5 Globuli von jedem, ab dem 5. Tag vor der Behandlung

2.2 APHTHEN

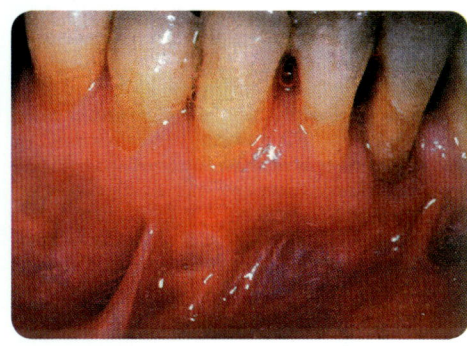

Bei Aphthen handelt es sich um kleine, sehr schmerzhafte Ulzerationen, die sowohl einzeln als auch in Gruppen in der Lippen- oder Wangenschleimhaut, aber auch am Zungenrand und an den Tonsillen auftreten. Aphthen sind immer ein Anzeichen dafür, dass der Bereich überempfindlich auf bestimmte Substanzen reagiert oder in seinem allgemeinen Status gestört ist.

In ernsteren Fällen, *mit Allgemeinsymptomen (Fieber, Müdigkeit), sollte ein Arzt konsultiert werden.*

Kurative Behandlung

- *Homéoaftyl*®[1]
  1 Tablette 4- bis 5-mal täglich
- *Borax* **C6**
  alle 2 Stunden 5 Globuli, 8 Tage; sobald Besserung eintritt, die Abstände größer werden lassen
- *Lycopodium clavatum* **C6**
  morgens, mittags und abends je 5 Globuli, 8 Tage

1 Siehe Seite 88

Aphthen am Zungenrand	• ***Arsenicum album* C6** 3-mal täglich 5 Globuli, mit einem Glas alkalischem Mineralwasser (Vichy Célestins®); 5 Tage
Aphthen mit schmerzhaften Ulzera und Speichelfluss	• ***Kalium bichromicum* C6** alle 2 Stunden 5 Globuli, sobald Besserung eintritt, die Abstände größer werden lassen
Aphthen mit Speichelfluss und üblem Mundgeruch, auch vorsorglich	• ***Mercurius solubilis* C12** 1 Gabe im Anschluss an die Behandlung
Prävention zur Erhöhung der Widerstandskraft des Gewebes und zur Vermeidung von Rezidiven	• ***Thuja occidentalis* C6** 1-mal wöchentlich jeweils morgens 5 Globuli, 6 Monate

Lokale Therapie: Es können beruhigende Mundspülungen verordnet werden: Kamillosan®, Dobendan-Lösung® sowie alkalische Mundspülungen. Pansoral®-Gel kann leicht auf die Läsionen aufgetragen werden, ebenso kann Zahnseide benutzt werden.

Tipp *Allgemein gilt: Zur Prävention sollten Nahrungsmittel und Flüssigkeiten gemieden werden, die das Auftreten von Aphthen begünstigen können (Nüsse, Honig, Erdbeeren) sowie allgemein zu säurehaltige Nahrungsmittel.*

2.3 EXOSTOSEN DES OBER- UND UNTERKIEFERS

Diese Knochendeformierungen von Oberkiefer und insbesondere Unterkiefer fallen bei der Inspektion der Mundhöhle auf.

- *Hekla lava* **C12**
  1-mal wöchentlich 5 Globuli, über 6 Monate Behandlungspause: Die Behandlung muss nach drei Monaten wiederholt werden.

2.4 HEISERKEIT

Diese Befindlichkeitsstörung kommt bei sehr vielen Patienten vor und erfordert eine Mittelgabe.

Homöopathische Mittel	• *Arum triphyllum* **C6** 4-mal täglich 5 Globuli, bis die Symptome verschwinden und
Mundspülung, Pastillen	• *Homéovox*®[1] jede Stunde 2 Tabletten lutschen, bis zum Verschwinden der Symptome 1 Siehe Seite 88
Alternativ	• *Voxpax*®[1] jede Stunde 1 Tablette lutschen, bis die Heiserkeit verschwunden ist • Hustenpastillen, bei Bedarf zum Lutschen, bis die Heiserkeit verschwunden ist 1 Siehe Seite 88

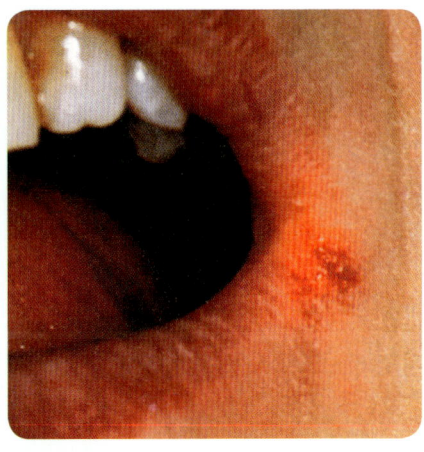

Es handelt sich um gruppiert an den Lippen auftretende Bläschen mit trübem Inhalt, die bei Verletzung ulzieren. Auslöser sind sehr häufig Sonneneinstrahlung, Stress oder Müdigkeit. Die Behandlung erfolgt eher durch den Arzt als durch den Zahnarzt, da oft weitere Symptome vorliegen.

Innere Anwendung	• ***Natrium muriaticum* C6** 4- bis 5-mal täglich 5 Globuli

Lokale Anwendung	• ***Calendula officinalis* Ø** mehrmals täglich 2 Tropfen lokal mit einem Tupfer auftragen bis die Symptome abklingen.

2.6 KARIES

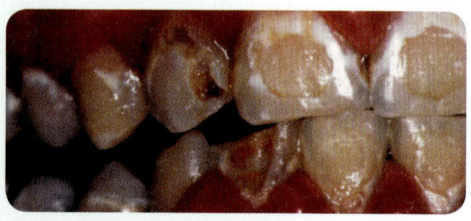

Der Patient sollte motiviert werden, die erforderliche, gründliche Mundhygiene durchzuführen. Zusätzlich sollte der Mineralhaushalt stabilisiert werden.

Mundhygiene: Nach jeder Mahlzeit Reinigung der Zähne mit einer homöopathieverträglichen Zahnpasta z. B.
• *Calendula Zahncreme von Weleda*®

	• *Ostéocynésine*®[1] 2-3 Tabletten täglich, zwischen den Mahlzeiten, über 1 Monat; diese Kur sollte 2-mal jährlich durchgeführt werden (im Frühling und im Herbst) 1 Siehe Seite 88
Stabilisierung des Mineralhaushalts	• *Silicea* C6 1 Gabe pro Monat, über einen langen Zeitraum
	• *Rexorubia*®[1] Erwachsene: je 1 Teelöffel morgens, mittags und abends; Kinder: die Hälfte; 1 Monat und nach 1 Monat wiederholen 1 Siehe Seite 88

2.7 KNOCHENENTZÜNDUNGEN

Bei einer Knochenentzündung ist der Knochen um den Zahn entzündet.

Nicht erhaltungswürdiger Zahn: Wenn die Knochenentzündung durch einen nicht mehr erhaltungswürdigen Zahn hervorgerufen wird, sollte dieser entfernt und das Zahnfach kürettiert werden. In diesem Fall kommen Arzneien wie bei Zahnextraktion zur Anwendung (Siehe Seite 35).

Erhaltungswürdiger Zahn: Wenn der Zahn erhaltungswürdig ist, bei einer Wurzelkanalbehandlung mit Calciumhydroxid (Ca OH$_2$)

- *Hekla lava* **C6**
  morgens und abends 5 Globuli, 8 Tage
- *Symphytum* **C6**
  morgens und abends 5 Globuli, 10 Tage

2.8 MUNDTROCKENHEIT

Trockenheit der Mundhöhle mit Beschwerden beim Tragen von herausnehmbaren Voll- und Teilprothesen und beim Kauen. Außerdem erhöht sich dadurch die Kariersgefahr. Im Vordergrund steht der Gesamtzustand des Patienten und die aktuelle Mediakamenteneinnnahme, da zahlreiche Medikamente die Speichelsekretion reduzieren.

Akute Behandlung	• *Nux moschata* **C6 und** *Bryonia alba* **C6** morgens je 5 Globuli, 10 Tage

Weitere Behandlung: Bei Bedarf kann der Patient die Behandlung über 3 Wochen fortsetzen (besonders bei Prothesenträgern).

Trockenheit und Durstlosigkeit	• *Nux vomica* **C6** morgens und abends 5 Globuli, 3 Wochen
Trockenheit begleitet von Durst und dem Verlangen nach Salz	• *Natrium muriaticum* **C6** morgens und abends 5 Globuli, 3 Wochen

2.9 NEURALGIEN DES KAUAPPARATES

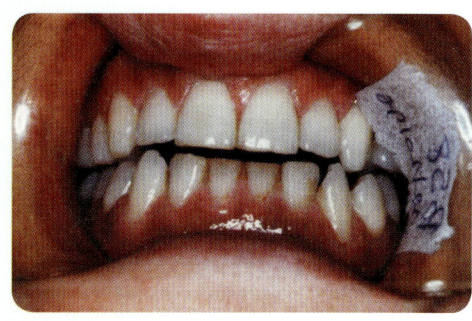

Das auch als Craniomandibuläre Dysfunktion (CMD) und früher als Costen-Syndrom bezeichnete Beschwerdebild geht mit Beschwerden der Kaumuskulatur und der Kiefergelenke einher. Typisch sind Dauerschmerzen, die in Mund, Nacken, Kopf, Stirn, Schläfe, Wange, Schultern und Rücken ausstrahlen, eine eingeschränkte Kieferöffnung und Schmerzen der Kiefergelenke.

Man sollte immer *eine funktionelle Behandlung durch Ausgleich der Bisslageabweichung erwägen.*

Nach Korrektur der Bisslage	• ***Arnica montana* C6** 4- bis 5-mal täglich 5 Globuli, 8 Tage, abwechselnd mit • ***Hypericum perforatum* C12** alle 2 Stunden 5 Globuli am ersten Tag, an den folgenden Tagen die Abstände vergrößern, 10 Tage
Wenn der Schmerz sehr einschränkt	• ***Bryonia alba* C6** 4-mal täglich 5 Globuli, 8 Tage)
Schmerzen – bei fortdauerndem Schmerz	• ***Magnesium phosphoricum* C30** 1 Gabe

2.9.1 Neuralgischer Gesichtsschmerz

Mezereum C12 ist das Arzneimittel für Beschwerden des Mittelgesichts.

Bei jedem Wiederausbruch der Neuralgie

- **Mezereum C12**
  bis zu 3- bis 4-mal täglich 5 Globuli, 15 Tage

2.9.2 Schmerz der Kieferhöhle mit Ausstrahlung zu den Zähnen

Die Oberkieferschmerzen ziehen vom Eckzahn bis zum Weisheitszahn. Es finden sich keine pathologischen klinischen oder röntgenologischen Veränderungen der Zähne. Gleichzeitig besteht ein dumpfer Schmerz in der Kieferhöhle.

- **Sinuspax®[2]**
  3-mal täglich 2 Tabletten zerbeißen und anschließend zum Auflösen unter die Zunge legen, zwischen den Mahlzeiten, 3-4 Tage

2 Siehe Seite 88

2.10 ÖDEME

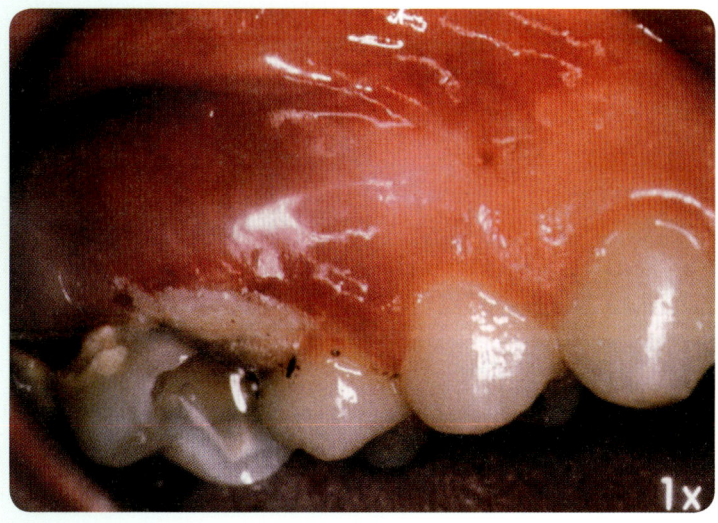

Eine Zahnfleischschwellung kann durch ein postoperatives Ödem, ein Ödem nach Injektionen oder durch eine allergische Reaktion entstehen.

Akute Behandlung – sofort nach Behandlung oder direkt bei Auftreten des Ödems	• ***Apis mellifica* C12** 1 Gabe
Danach, falls erforderlich	• ***Apis mellifica* C12** alle 10 bis 15 Minuten 5 Globuli; im weiteren Verlauf die Zeitabstände mit einsetzender Besserung vergrößern (z. B. jede halbe Stunde, jede Stunde, alle 2 Stunden)

2.11 PARODONTALERKRANKUNGEN

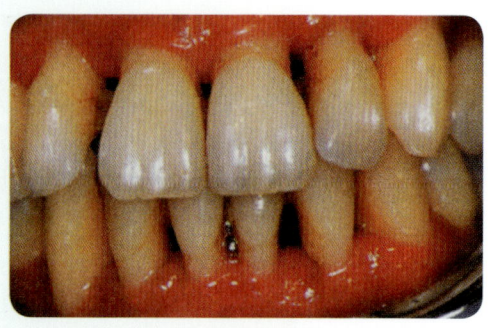

Bei den entzündlichen Erkrankungen des Zahnhalteapparats ist zunächst nach einem okklusalen Trauma zu suchen, ebenfalls nach Zeichen von übermäßigem Tabakkonsum und Zahnbelag.

Lokale Anwendungen: Der Behandler beginnt mit der lokalen Versorgung, das heißt der Zahnsteinentfernung und mit der Zerstäubung von *Calendula officinalis* Ø, 50 Tropfen auf ein Glas abgekochtes lauwarmes Wasser vor der Behandlung. Zu Hause kann der Patient mit der gleichen Dosierung Mundspülungen durchführen, 3- bis 4-mal täglich, bis zur nächsten Sitzung.

Symptomatische Behandlung	• *Hepar sulfuris calcareum* C12 alle 2 Stunden 5 Globuli, für die nächsten 2 Tage
Nachfolgend, bei deutlicher Besserung der lokalen Entzündung	• *Hepar sulfuris calcareum* C12 jeden Morgen 5 Globuli, 1 Monat

Wenn nach 2 Tagen keine Besserung festzustellen ist, sollte die Behandlung beendet und der Gesamtzustand betrachtet werden.

Eiterung	• **Echinacea angustifolia C6** 2-mal täglich 5 Globuli, 10 Tage, • **Pyrogenium C6** 2-mal täglich 5 Globuli, 10 Tage

Wenn dies zu keinem guten Ergebnis führt, ist eine ärztliche Kontrolle unerlässlich.

Lokale Mundspülungen	• **Plantago major Ø** • **Calendula officinalis Ø** • **Echinacea angustifolia Ø** 30 Tropfen von jeder Urtinktur auf ein halbes Glas abgekochtes lauwarmes Wasser, davon zunächst jede Stunde, dann die Abstände vergrößern; 8 Tage
Anschließend	• **Plantago major C6** *und* • **Pyrogenium C6** von jedem 5 Globuli alle 2 Stunden, über 8 Tage
Zusätzlich	• **Ostéocynésine®[1]** 1 Monat lang 3 Tabletten täglich; danach mit der Kur für 1 Monat pausieren und anschließend noch ein zweites und ein drittes Mal durchführen 1 Siehe Seite 88

2.12 PULPAERKRANKUNGEN

Pulpaerkrankungen sind mit sehr heftigen Zahnschmerzen verbunden. Die Pulpa (Zahnmark) kann sich durch Karies entzünden. Sobald ein Zahn die Anzeichen einer akuten Pulpitis zeigt, muss die Pulpa entfernt werden.

Förderung der Blutstillung	• *China rubra* **C6** 5 Globuli, während der Anästhesie unter die Zunge legen Falls erforderlich, kann Gabe einmal wiederholt werden – auch nach völliger Entfernung der Wurzelpulpa
Stabilisierung des Patienten	• *Moschus* **C12** 1 Gabe unmittelbar vor der Anästhesie
Entzündungshemmer für die Pulpa	• *Belladonna* **C6** 4-mal täglich 5 Globuli, 3 Tage, nach jedem Eingriff, bei dem die Pulpa behandelt wird

2.13 SCHIEFHALS, AKUTER

Der akute Schiefhals entsteht durch eine plötzliche Verspannung des M. sternocleidomastoideus, z. B. durch Zug. Das Kinn ist zur Gegenseite gedreht und der Hinterkopf zur gleichen Seite und nach hinten geneigt.

Akute Behandlung – sofort nach Auftreten des Symptoms

- *Arnica montana* **C12**
  1 Gabe je morgens und abends, 2–3 Tage und
- *Lachnantes tinctoria* **C6**
  3- bis 4-mal täglich 5 Globuli, 2–3 Tage

Zusätzliche Behandlung

- *Bryonia alba* **C6**
  4-mal täglich 5 Globuli, 3 Tage

2.14 SPEICHELFLUSS

Damit wird eine übermäßige Speichelproduktion aufgrund eines schwer zu kontrollierenden Nervenreflexes bezeichnet. Speichelfluss lässt sich besonders bei Mundfäule (Stomatitis) beobachten.

Symptomatische Therapie	• *Jaborandi* C6 • *Kalium bichromicum* C12 jeweils 3-mal täglich 5 Globuli, am Tag vor der Behandlung; die letzte Gabe sollte abends vorher gegeben werden

Mundgeruch: Bei Patienten mit üblem Mundgeruch ersetzt man *Kalium bichromicum* C12 durch *Mercurius solubilis* C12 (gleiche Dosierung).

2.15 SPEICHELSTEIN

Speichelsteine kommen in den Ausführungsgängen von Unterzungenspeicheldrüse, Unterkieferspeicheldrüse sowie Oberspeicheldrüse vor und können zu Entzündungen des Ausführungsgangs bzw. der Drüse und einem Speichelstau führen.

Akute Behandlung	• *Silicea* C12 1 Gabe im akuten Zustand, dann • *Silicea* C6 morgens 5 Globuli, 1 Woche lang
Anschließend zur Prävention	• *Silicea* C12 1-mal pro Woche morgens nüchtern 5 Globuli, 6 Monate
Stabilisierung des Mineralhaushalts	• *Hekla lava* C12 1-mal pro Woche 5 Globuli, über 6 Monate

2.16 TRAUMATA UND OPERATIONSFOLGEN

Hämatome, traumatisch bedingte Ekchymosen

Akute Behandlung: Erstbehandlung nach Trauma (Schlag, Sturz) und Auftreten eines Hämatoms oder einer Ekchymose

- *Arnica montana* **C12**
  1 Gabe, schnellstmöglich

Anschließend bis zum Folgetag

- *Arnica montana* **C12**
  stündlich 5 Globuli; bei Besserung die Abstände größer werden lassen

Weitere Behandlung: Nachfolgend für 5–6 Tage

- *Ledum palustre* **C4**
  4-mal täglich 5 Globuli

2.17 WUNDEN UND VERLETZUNGEN

Bellis perennis ist das Arzneimittel (Siehe Materia medica) für Folgen von Verletzungen, selbst wenn diese nach mehreren Tagen, Wochen oder Monaten auftreten. Es ist sehr wirksam bei Verletzungen der Mundschleimhaut, sowohl vor als auch nach Zahnbehandlungen. Prellungen mit reichlicher Blutung, auch der Schleimhäute, sind Teil des Arzneimittelbildes von *Bellis perennis*.

Zu den möglichen Folgen derartiger Verletzungen gehören teilweise schmerzhafte Narbenund Schwellungen.

Verletzungen: Auch für stumpfe Verletzungen wie Schläge, Prellungen oder Bissverletzungen mit Bluterguss geeignet

- **Bellis perennis C6**
  alle 2 Stunden 5 Globuli, 4 Tage

Verletzungen mit Blutungen: Bei Verletzungen mit venöser Blutung, einer dauerhaft blutenden oder nach wenigen Tagen immer wiede aufreißenden offenen Wunde sowie bei Sickerblutung während oder nach einer Operation (Zahnextraktion) zusätzlich

- **Hamamelis virginiana C6**
  alle 2 Stunden 5 Globuli, 4 Tage

2.18 WÜRGEREIZ

Zu Würgereiz kommt es bei durch den Mund atmenden Patienten während der Zahnbehandlung, bei der Abdrucknahme und beim Einsetzen von Prothesen.

Symptomatische Behandlung	• ***Ipecacuanha* C6** 5 Globuli unter die Zunge legen und sich dort auflösen lassen; vor der Behandlung, vor Abdrucknahme, nach dem Einsetzen von Prothesen, 3-mal täglich, bei Bedarf
Nervöse Patienten, um eventuelle Ängste zu lindern	• ***Nux vomica* C6** morgens je 5 Globuli, 8 Tage

2.19 WURZELHAUTENTZÜNDUNG

Bei der Wurzelhautentzündung sind das Zahnfleisch und der bindegewebige Anteil des Stützgewebes eines Zahns entzündet.

2.19.1 Traumatische Wurzelhautentzündung

Traumatische Wurzelhautentzündungen entstehen infolge eines Schlages auf den Zahn, einer Subluxation des Zahns und wiederholter Mikrotraumen bei okklusalen Störungen.

Starke Zahnschmerzen: Bei Patienten mit starken Zahnschmerzen ist zunächst die Ursache zu beseitigen – ein frühzeitiger Kontakt vorausgesetzt	• *Arnica montana* C12 1 Gabe nach der Operation • *Arnica montana* C6 jede Stunde 5 Globuli, über mindestens 8 Tage
Ergänzende Behandlung	• *Rhus toxicodendron* C6 jede Stunde 5 Globuli, um die Wirkung von *Arnica montana* C6 zu komplettieren. Diese Arznei hat eine tiefere Wirkung auf die Bänder.
Subluxierter Zahn: zusätzlich	• *Hypericum perforatum* C12 Arznei für Nervenverletzungen und Bänderzerrungen, 4- bis 5-mal täglich 5 Globuli, über 4–5 Tage
Folgebehandlung	• *Hypericum perforatum* C12 3-mal täglich 5 Globuli, 3 Tage, um Heilung zu vollenden

2.19.2 Wurzelhautentzündung durch chemische Faktoren

Nach einer Wurzelkanalbehandlung kann es durch die eingesetzten Lokalanästhetika oder überschüssigen Zement zur Parodontitis kommen. Der Behandlung sollte eine Röntgenkontrolle vorausgehen.

Entzündung durch chemische Noxen	• *Belladonna* **C6** und *Bryonia alba* **C6** jede Stunde 5 Globuli von jeder Arznei, über 4–5 Tage
Weitere Schmerzlinderung: Falls erforderlich	• *Hypericum perforatum* **C12** 5 Globuli alle 2 Stunden und • *Apis mellifica* **C12** 3- bis 4-mal täglich 5 Globuli, bis sich die Schmerzen bessern

2.19.3 Infektiös bedingte Wurzelhautentzündung

Auslöser ist eine bakterielle Infektion der Pulpa oder des Zahnhalteapparates.

Wurzelbehandlung und **präventive Verordnung:** Bei schmerzloser Gangrän oder erneuter Wurzelkanalbehandlung bestehen keine Symptome. Die Wurzelkanäle werden eröffnet und dekontaminiert. Präventive Verordnung	• *Pyrogenium* **C6** je 5 Globuli morgens beim Erwachen und nachmittags über 3 Tage sowie • *Belladonna* **C6** 4-mal täglich 5 Globuli über 3 Tage

Präventive Verordnung II: Der Patient ist nach 72 Stunden wieder einzubestellen und die Behandlung nach 3–4 Tagen zu wiederholen, falls erforderlich.

2.19.4 Akute Wurzelhautentzündung mit pulsierenden Schmerzen

Bestehen pulsierende Schmerzen, kann eine nekrotisierende Parodontitis vorliegen.

In diesem Fall ist die Pulpahöhle zu eröffnen.	• **Belladonna C6** jede Stunde 5 Globuli, abwechselnd mit • **Bryonia alba C6** jede Stunde 5 Globuli, über 4–5 Tage
Wenn der Patient den Schmerz nicht ertragen kann	• **Chamomilla vulgaris C30** 1 Gabe zur sofortigen Einnahme

2.19.5 Abszess

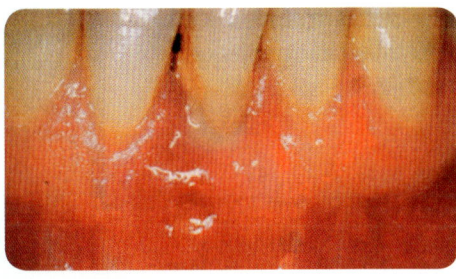

Schwellung: Bei einem Abszess müssen Pulpahöhle und Wurzelkanal eröffnet und die Eiteransammlung entfernt werden.

• **Belladonna C6**
  jede halbe Stunde 5 Globuli über einen halben Tag, dann jede Stunde 1 Gabe, über 48 Stunden
• **Pyrogenium C6**
  morgens und nachmittags je 5 Globuli, über 3 Tage

Über 4–5 Tage sollten stündlich Mundspülungen mit lauwarmem oder warmem, abgekochtem Salzwasser (1 Prise Salz auf einen halben Liter Wasser) durchgeführt werden.

Geschwächter Patient	• *Ferrum phosphoricum* **C12** morgens 5 Globuli, 1 Woche
Schwellung durch **Eröffnung der Pulpahöhle**	• *Apis mellifica* **C12** 4-mal täglich 5 Globuli, über 4 Tage
Rezidivierende Wurzelhautentzündung	• *Silicea* **C12** 1 Gabe wöchentlich, über 6 Monate

2.20. ERSCHWERTER ZAHNDURCHBRUCH

2.20.1 Zahnung

Um während der Zahnungs-
schübe der Säuglinge die Schmerzen zu lindern, empfiehlt sich die
Gabe folgender homöopathischer
Mittel.

- **Belladonna C6**
  5 Globuli, 4-mal täglich, über 4–5 Tage
- **Chamomilla vulgaris C6**
  5 Globuli jeweils abends, über 4–5 Tage

Um die Arzneimitteleinnahme besonders bei Säuglingen zu erleichtern, können die Globuli in einem Löffel Wasser aufgelöst werden.

Tipp *Chamomilla vulgaris C6 ist die Arznei der „Wangenröte bei Zahnung":
Eine Wange ist rot und heiß, die andere blass und kalt.*

2.20.2 Weisheitszähne

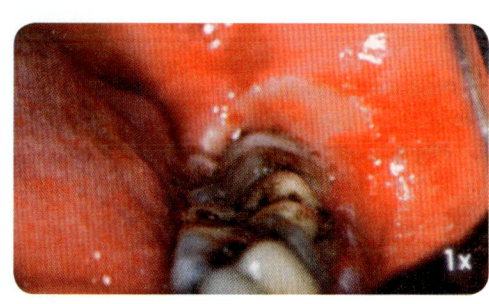

Zur Linderung von Schmerzen oder Infektionsrisiken bei Zahndurchbruch empfiehlt sich folgende Vorgehensweise:

Wenn nach 24 Stunden *keine Besserung eintritt, ist eine gleichzeitige antibiotische Behandlung angeraten.*

Mundhygiene I: Als erste Maßnahme sprüht der Behandler lokal mit Hilfe einer Hochleistungs-Munddusche eine Lösung von abgekochtem lauwarmem Wasser unter die Schleimhautkapuze.

Wundreinigung	• ***Calendula officinalis Ø*** 50 Tropfen auf 1 Tasse Wasser
Mundhygiene II und Schmerzlinderung: Anschließend setzt der Patient zu Hause die Behandlung mit Mundspülungen, wie folgt, fort.	• ***Phytolacca-Calendula*** *(siehe Tipp)* 50 Tropfen auf eine halbe Tasse abgekochtes lauwarmes Wasser; zunächst jede Stunde, danach die Abstände vergrößern, über 4–5 Tage
Schmerzlinderung: Parallel dazu, für die Beschwerden durch den erschwerten Zahndurchbruch	• ***Cheiranthus cheiri* C12** 2-mal täglich 5 Globuli und • ***Belladonna* C6,** jede Stunde 5 Globuli, später alle 2 Stunden, über 4–5 Tage
Ergänzende Behandlung	• ***Pyrogenium* C6** als Einmalgabe im Anschluss an die Behandlung • ***Hypericum perforatum* C12** 3- bis 4-mal täglich 5 Globuli, 5–6 Tage

Tipp *Phytolacca-Calendula* ist eine häufig verordnete Fertigmischung: Sie ist in der Packungsgröße von 30 ml erhältlich und besteht zu gleichen Teilen aus *Phytolacca decandra* Ø und *Calendula officinalis* Ø.

2.21 ZAHNEXTRAKTION

2.21.1 Vor der Operation

Standardbehandlung	• **Arnica montana C12** 1 Gabe täglich, ab 3 Tage vor dem Eingriff
Bei **Angst** zusätzlich	• **Gelsemium sempervirens** und **Ignatia amara** (Siehe Seiten 57 und 62)
Bei zusätzlicher **Zahnfleischent-zündung** (Gingivitis)	• **Phosphorus C12** 1 Gabe am Abend vor dem Eingriff
Mundspülung	• **Phytolacca-Calendula** (siehe Tipp S. 34) 30 Tropfen in ein halbes Glas abgekochtes lauwarmes Wasser, 2- bis 3-mal täglich, vor und nach der Zahnextraktion
Zahnfleischblutungen in der **Vorgeschichte,** keine Gerinnungsstörung	• **China rubra Ø** 20 Tropfen in ein kleines Glas Wasser (20–30 ml), Einnahme eine halbe Stunde vor und nach dem Eingriff; oder • **China rubra C6** 5 Globuli je eine halbe Stunde vor und nach der Operation; empfohlen wird, die Einnahme 2-mal zu wiederholen – 1 Stunde nach Ende der Anästhesie-Wirkung und nochmals 1 Stunde darauf.

2.21.2 Nach der Operation

Ergänzende Behandlung	• *Apis mellifica* **C12** 6-mal täglich 5 Globuli, über 5 Tage • *Hypericum perforatum* **C6** 6-mal täglich 5 Globuli, über 5 Tage (*Hypericum* ist das „Nerven-Arnika") • *Arnica montana* **C6** 2-mal täglich 5 Globuli, ab dem Folgetag der Behandlung, für die Dauer von 5 Tagen • *Symphytum* **C6** 3-mal täglich 5 Globuli, über 8 Tage
Extraktion eines **Zahns** ohne **Infektion im Zahnbereich –** Antibiotika ersetzen durch	• *Hepar sulfuris calcareum* **C30** 1 Gabe täglich, über 4 Tage, zusätzlich • *Pyrogenium* **C6** 2-mal täglich 5 Globuli, über 4 Tage
Postoperative Blutung: Zusätzlich zur üblichen lokalen Versorgung	• *Phosphorus* **C12** und *China rubra* **C6** von jedem Mittel stündlich 5 Globuli, bis zum Stillstand der Blutung

Tipp Diese Behandlung ersetzt nicht die Prophylaxe der infektiösen Endokarditis.

2.22 ZAHNFACHENTZÜNDUNG (ALVEOLITIS)

Eine Zahnfachentzündung (Entzündung der Zahnalveolen) ist eine sehr schmerzhafte lokale Reaktion, die meistens drei Tage nach Zahnextraktion auftritt.

Wundreinigung
vor dem Eingriff sollte immer eine lokale Wundreinigung vorgenommen werden, mittels einem in *Calendula officinalis Ø* getränkten Tupfer

- *Calendula officinalis Ø*
  50 Tropfen in ein halbes Glas lauwarmes abgekochtes Wasser geben, als Mundspülung anwenden, 3-mal täglich, über mindestens 5 Tage
- *Phytolacca decandra Ø*
  einige Tropfen mit einem Tupfer lokal aufbringen, 3-bis -mal täglich, über 3–4 Tage

Kurative Behandlung
erfolgt zusätzlich zur vorausgehenden lokalen Versorgung

- *Arsenicum album* C6
  5 Globuli morgens und abends, über 5 Tage sowie
- *Hekla lava* C6
  5 Globuli morgens und abends, über 5 Tage

Anschließend

- *Belladonna* C6
  5 Globuli 4-mal täglich, über 5 Tage

Müdigkeit des Patienten

- *Phosphoricum acidum* C12
  1 Gabe nach der Behandlung und
- *Phosphoricum acidum* C6
  5 Globuli täglich, während der folgenden 5 Tage

2.23 ZAHNFLEISCHENTZÜNDUNG

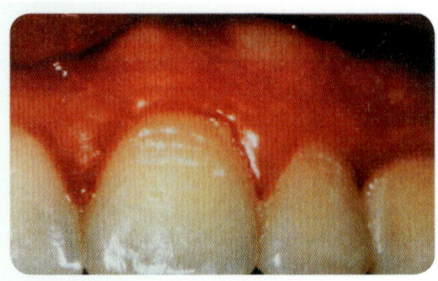

Der Patient stellt sich wegen schmerzhaftem, blutendem Zahnfleisch vor. Es Zunächst sollte eine lokale Behandlung erfolgen, anschließend eine Allgemeinbehandlung. Übermäßiger Tabakkonsum sollte eingeschränkt werden.

Lokale Behandlung Mundspülungen mit	• ***Calendula officinalis* Ø** 50 Tropfen in ein halbes Glas Wasser, davon stündlich; Mundhygiene mittels **Homéodent®** Zahnpasta
Allgemeinbehandlung Zusätzlich	• ***Belladonna* C6** stündlich 5 Globuli, später die Abstände vergrößern, über 5–6 Tage
Wenn Allgemeinsymptome die Entzündung begleiten	• ***Pyrogenium* C6** über 5–6 Tage, morgens und nachmittags je 5 Globuli
Bei vermehrtem Speichelfluss	• ***Mercurius solubilis* C6** 3-mal täglich 5 Globuli

Weiterer Behandlungsvorschlag für den Allgemeinzustand	• **Plantago major C6** und **Pyrogenium C6** jeweils 5 Globuli alle 2 Stunden, über 8 Tage
Zahnfleischentzündung mit **Verdauungssymptomen** (das ist häufig der Fall)	• **Nux vomica C6** morgens 5 Globuli und • **Lycopodium clavatum C6** morgens und abends je 5 Globuli, über 10 Tage
Mundspülung bei **Eiterung**	• **Plantago major Ø** (30 ml Flasche) • **Calendula officinalis Ø** (30 ml Flasche) • **Echinacea angustifolia Ø** (30 ml Flasche). Stündlich jeweils 30 Tropfen in einem halben Glas abgekochtem lauwarmen Wasser
Hypertrophe Zahnfleischentzündung	• **Sepia officinalis C6** jeweils morgens 5 Globuli; gegebenenfalls den Patienten zum Arzt schicken zur Untersuchung des Terrains

3. MATERIA MEDICA

APIS MELLIFICA

Ausgangssubstanz: Biene; tiefste verfügbare Potenz: C4.

Mittelwirkung Bei den homöopathischen Potenzen von **Apis mellifica** kann man eine entzündungshemmende und antiallergische Wirkung beobachten.

Indikationen In der Zahnheilkunde kommt **Apis mellifica** bei allen allergischen, mechanischen (postoperative Ödeme) oder entzündlichen (Wurzelhautentzündung) Ödemen zur Anwendung.

Tipp Die Wirkung von **Apis mellifica** ist schnell, aber kurz.

Postoperatives Ödem Ödem nach Injektion, allergisches Ödem	• **Apis mellifica C12** 1 Gabe vorsorglich am Ende der Behandlung oder direkt bei Erscheinen des Ödems
anschließend falls erforderlich	• **Apis mellifica C12** alle 10–15 Minuten 5 Globuli; wenn Besserung zu beobachten ist, die Abstände größer werden lassen (jede halbe Stunde, jede Stunde, alle 2 Stunden, etc.), bis der Ausgangszustand wieder erreicht ist
Ödem nach Eröffnung der **Pulpahöhle**	• **Apis mellifica C12** 4-mal täglich 5 Globuli, über 4 Tage
Überfüllung des **Wurzelkanals**	• **Apis mellifica C12** 3- bis 4-mal täglich 5 Globuli, bis zum Verschwinden der Schmerzen

ARNICA MONTANA

Ausgangssubstanz: Bergwohlverleih, tiefste verfügbare Potenz: Ø (Urtinktur).

Mittelwirkung Die Urtinktur von **Arnica montana** hat entzündungs-
hemmende, blutstillende, analgetische und antiseptische Wirkung.
Diese Eigenschaften findet man auch bei den homöopathischen
Potenzen von **Arnica montana.**

Indikationen In der Zahnheilkunde ist **Arnica montana** bei allen lokalen
Folgen von Trauma angezeigt:

Wurzelhautentzündungen	• **Arnica montana C9** 1 Gabe unmittelbar nach dem zahn- ärztlichen Eingriff, anschließend • **Arnica montana C6** jede Stunde 5 Globuli, die Abstände zwischen den Gaben vergrößern, 8 Tage
Trauma	• **Arnica montana C12** 1 Gabe so schnell wie möglich, anschließend • **Arnica montana C12** stündlich 5 Globuli; bei Besserung die Zeitabstände größer werden lassen
Ekchymosen, Hämatome **Wunden,** kleine oder mittlere **Blutungen**	
Vor- und Nachbehandlung von Operationen	• Vor der Operation: **Arnica montana C12,** ab dem dritten Tag vor der Ope- ration täglich 1 Gabe • Nach der Operation: **Arnica montana C6,** 3-mal täglich 5 Globuli, ab dem ers- ten Tag nach der Operation, 4–5 Tage

Beschwerden der **Kaumuskulatur** und der **Kiefergelenke**	• Nach Korrektur der Bisslage wird ***Arnica montana* C6** für 8 Tage verordnet, 4- bis 5-mal täglich 5 Globuli
Bei **akutem Schiefhals** kommt die Arznei ebenfalls zur Anwendung:	• ***Arnica montana* C12,** morgens und abends je 1 Gabe, über 2–3 Tage

Tipp ***Arnica montana*** wirkt in allen Potenzen. Die Gabe sollte schnellstmöglich erfolgen um Blutergüsse und Schmerzen nach Trauma zu lindern.

ARSENICUM ALBUM

Ausgangssubstanz: Arsentrioxid As_2O_3, tiefste verfügbare Potenz: D3.

Mittelwirkung Es ist unter anderem eine entzündungshemmende Wirkung wie auch eine analgetische und antiinfektiöse Wirkung bei Verabreichung homöopathischer Potenzen von **Arsenicum album** zu beobachten.

Indikationen In der Zahnheilkunde ist **Arsenicum album** angezeigt bei Schmerzen und Neuralgien (Zahnfachentzündung) sowie bei infektiösen Prozessen (Aphthen).

Zahnfachentzündung	• **Arsenicum album** C6, je morgens und abends 5 Globuli, über 5 Tage
Aphthen	• **Arsenicum album** C6, 3-mal täglich 5 Globuli, über 5 Tage

ARUM TRIPHYLLUM

Ausgangssubstanz: *Aronstab, tiefste verfügbare Potenz: Ø (Urtinktur).*

Mittelwirkung Die Bestandteile der Pflanze haben entzündungshemmende Wirkung auf die Schleimhäute des oberen Verdauungstrakts und des Atemtrakts.

Indikationen **Arum triphyllum** ist in der Zahnheilkunde bei Heiserkeit infektiösen oder mechanischen Ursprungs angezeigt (Laryngitis der Redner).

Heiserkeit	• **Arum triphyllum C6,** 4-mal täglich 5 Globuli, bis zum Verschwinden der Beschwerden

BELLADONNA

Ausgangssubstanz: *Tollkirsche, tiefste verfügbare Potenz: Ø (Urtinktur).*

Mittelwirkung Bei Gabe homöopathischer Potenzen von **Belladonna** zeigt sich eine anticholinerge, eine entzündungshemmende und eine fiebersenkende Wirkung.

Indikationen In der Zahnheilkunde kommt **Belladonna** bei Entzündungszuständen mit Trockenheit der Schleimhäute zur Anwendung und zu Beginn infektiöser Prozesse mit pulsierenden Schmerzen:

Erschwerter Zahndurchbruch	• Zahnungsschub der Säuglinge: **Belladonna C6,** 4-mal täglich 5 Globuli, 4–5 Tage • Schmerzen aufgrund Durchbruch von Weisheitszähnen: **Belladonna C6,** stündlich 5 Globuli, später alle 2 Stunden, 4–5 Tage
Zahnfachentzündungen	• **Belladonna C6,** 4-mal täglich 5 Globuli, 5 Tage
Wurzelhautentzündungen	• Wurzelhautentzündung durch Überfüllung des Wurzelkanals: **Belladonna C6**, stündlich 5 Globuli, 4–5 Tage • Infektiös bedingte Wurzelhautentzündung: **Belladonna C6,** 4-mal täglich, 3 Tage • Akute Wurzelhautentzündung mit klopfenden Schmerzen: **Belladonna C6,** 5 Globuli stündlich, mit Abnahme des Schmerzes die Abstände vergrößern • Abszess: **Belladonna C6,** jede halbe Stunde 5 Globuli, einen halben Tag lang; dann stündlich, 48 Stunden lang
Zahnfleischentzündungen	• **Belladonna C6,** stündlich 5 Globuli, mit eintretender Besserung die Abstände größer werden lassen, 5–6 Tage
Erkrankungen der Pulpa	• **Belladonna C6,** 4-mal täglich 5 Globuli, 3 Tage

BELLIS PERENNIS

Ausgangssubstanz: Gänseblümchen, tiefste verfügbare Potenz: Ø (Urtinktur).

Mittelwirkung Die Urtinktur von **Bellis perennis** hat hauptsächlich eine blutungsstillende Wirkung. Diese Eigenschaft findet man auch in der homöopathischen Aufbereitung, und so lässt sich bei **Bellis perennis** eine entzündungshemmende und schmerzlindernde Wirkung beobachten.

Indikationen In der Zahnheilkunde kommt **Bellis perennis** zum Einsatz bei Läsionen der Mundschleimhaut einschließlich Folgen von Operationen.

Verletzungen im Mund	• **Bellis perennis C6,** alle 2 Stunden 5 Globuli, 4 Tage

BORAX

Ausgangssubstanz: Natriumborat - Na2B4O7 10H2O, tiefste verfügbare
Potenz: C1.

Mittelwirkung Natriumborat hat eine antiseptische Wirkung, die auch
in der Allopathie genutzt wird. Bei den homöopathischen Potenzen
von Borax findet sich eine heilungsfördernde Wirkung bei Ulzerationen der Mundschleimhaut.

Indikationen In der Zahnheilkunde ist Borax bei Aphthen im Mundbe-
reich angezeigt.

Aphthosen	• *Borax* **C6,** alle 2 Stunden 5 Globuli, 8 Tage

BRYONIA ALBA

Ausgangssubstanz: weiße Zaunrübe, tiefste verfügbare Potenz: Ø
(Urtinktur).

Mittelwirkung Bei Gabe homöopathischer Potenzen von **Bryonia alba**
beobachtet man entzündungshemmende, schmerzlindernde sowie
fiebersenkende Wirkung.

Indikationen Zahnärztliche Anwendungen für **Bryonia alba** sind ent-
zündliche Prozesse, begleitet von einer Trockenheit der Schleimhäute
und Schmerzen, die durch Kauen verschlimmert werden:

Wurzelhautentzündungen durch Überfüllung des Wurzelkanals	• **Bryonia alba C6,** stündlich 5 Globuli, 4–5 Tage
Mundtrockenheit	• **Bryonia alba C6,** morgens 5 Globuli, 10 Tage
Beschwerden der **Kaumuskulatur** und der **Kiefergelenke**	• **Bryonia alba C6,** 4-mal täglich 5 Globuli 8 Tage
Akuter Schiefhals	Diese Arznei kommt außerdem bei akutem Schiefhals zum Einsatz, wenn der Schmerz bei Bewegung zunimmt. • **Bryonia alba C6,** 4-mal täglich 5 Globuli, 3 Tage

CALENDULA OFFICINALIS

Ausgangssubstanz: Ringelblume, tiefste verfügbare Potenz: Ø (Urtinktur).

Mittelwirkung Die Urtinktur von **Calendula officinalis** hat eine antiseptische, eine schmerzlindernde und blutstillende Wirkung. Diese Wirkung lässt sich auch bei Anwendung der homöopathischen Potenzen beobachten.

Indikationen In der Zahnheilkunde lässt sich **Calendula officinalis** immer dann einsetzen, wenn ein Antiseptikum benötigt wird:

Erschwerter Zahndurchbruch, Durchbruch der **Weisheitszähne**	• **Phytolacca-Calendula,** 50 Tropfen in ein halbes Glas abgekochtes lauwarmes Wasser geben, als Mundspülung zunächst stündlich anwenden, im Verlauf die Abstände vergrößern, über 4–5 Tage
Zahnfachentzündung	• Zur Prophylaxe und zur Heilung **Calendula officinalis Ø**, 50 Tropfen in ein halbes Glas abgekochtes lauwarmes Wasser geben, als Mundspülung anwenden, 3-mal täglich, über mindestens 5 Tage
Zahnextraktion	• **Phytolacca-Calendula**, 50 Tropfen in ein halbes Glas abgekochtes lauwarmes Wasser geben, als Mundspülung 2- bis 3-mal täglich, 2–3 Tage vor und nach dem Eingriff anwenden
Zahnfleischentzündung	• **Calendula officinalis Ø,** 50 Tropfen in ein halbes Glas Wasser geben, als Mundspülung anwenden, zu Beginn der Behandlung jede Stunde, im weiteren Verlauf die Abstände größer werden lassen, 1 Woche lang

Parodontalerkrankungen	• *Calendula officinalis Ø* + *Plantago major Ø* + *Echinacea angustifolia Ø*, jeweils 30 Tropfen in ein halbes Glas abgekochtes lauwarmes Wasser geben, als Mundspülung anwenden, zunächst stündlich, im Verlauf der Behandlung die Abstände größer werden lassen, 1 Woche lang
Herpes labialis	Diese Arznei ist auch bei der lokalen Behandlung von Herpes indiziert. • *Calendula officinalis Ø*, 2 Tropfen lokal mit einem Tupfer auftragen, mehrmals täglich, bis zum Verschwinden der Symptome

Tipp **Phytolacca-Calendula** ist eine häufig verordnetes Fertigarzneimittel, erhältlich in 30 ml Größe. Diese Arznei besteht aus einer Mischung von **Phytolacca decandra Ø** und **Calendula officinalis Ø** zu gleichen Teilen.

CHAMOMILLA VULGARIS

Ausgangssubstanz: *Echte Kamille, tiefste verfügbare Potenz: Ø (Urtinktur).*

Mittelwirkung Die Urtinktur von **Chamomilla vulgaris** hat eine entzündungshemmende, eine fungizide, antibiotische und eine **anti-ulzerogene** Wirkung. Nach homöopathischer Gabe von **Chamomilla vulgaris** beobachtet man eine entzündungshemmende und fieber-senkende Wirkung.

Indikationen In der Zahnheilkunde ist **Chamomilla vulgaris** angezeigt zur Behandlung von erhöhter Schmerzempfindlichkeit bei folgenden Indikationen.

Erschwerter Zahndurchbruch, Zahnung bei **Säuglingen**	• **Chamomilla vulgaris C6,** abends 5 Globuli, 4–5 Tage
Wurzelhautentzündungen, mit pochenden Schmerzen	• **Chamomilla vulgaris C30,** wenn der Kranke den Schmerz nicht ertragen kann, 1 Gabe zur sofortigen Einnahme

Tipp Bei Säuglingen ist das Mittel bei Fieberschüben angezeigt, bei Entzündungen der oberen Atemwege und Reizzuständen in Zusammenhang mit der Zahnung; das Kind weist häufig eine gerötete Wange auf.

CHEIRANTHUS CHEIRI

Ausgangssubstanz: Goldlack, tiefste verfügbare Potenz: Ø (Urtinktur).

Mittelwirkung Nach Verabreichung homöopathischer Potenzen von **Cheiranthus cheiri** zeigt sich eine schnelle entzündungshemmende Wirkung.

Indikationen In der Zahnheilkunde kommt **Cheiranthus cheiri** zur Anwendung bei durchkommenden Weisheitszähnen mit begleitender Kieferklemme und Schleimhautreizung.

Durchbruch der Weisheitszähne	• **Ceiranthus cheiri C12,** 2-mal täglich 5 Globuli bis zum Verschwinden der Kieferklemme

CHINA RUBRA

Ausgangssubstanz: *Rote Chinarinde, tiefste verfügbare Potenz: Ø (Urtinktur).*

Mittelwirkung Das Pulver der Chinarinde wurde lange Zeit zur Behandlung von Fiebern benutzt. Bei homöopathischer Gabe von *China rubra* ist eine blutstillende Wirkung zu sehen.

Indikationen *China rubra* wird in der Zahnheilkunde zur Blutstillung bei leichten bis mittleren Blutungen eingesetzt. Es ist auch angezeigt bei Zahnblutungen in der Vorgeschichte ohne Gerinnungsstörung.

Zahnextraktion	• *China rubra Ø,* 20 Tropfen in ein kleines Glas Wasser (20–30 ml), jeweils eine halbe Stunde vor und nach dem Eingriff oder *China rubra* **C6,** 5 Globuli jeweils eine halbe Stunde vor und nach der Operation. Es wird empfohlen, die Gabe noch zweimal zu wiederholen: 1 Stunde nach Ende der Anästhesiewirkung und nochmal eine Stunde darauf. • Wenn diese Behandlung nicht ausreicht: *China rubra* **C6**, stündlich 5 Globuli, bis die Blutung unter Kontrolle ist
Entfernung der Pulpa	• *China rubra* **C6,** während der Anästhesie 5 Globuli unter die Zunge, um die Blutungszeit zu verringern

ECHINACEA ANGUSTIFOLIA

Ausgangssubstanz: *Sonnenhut, tiefste verfügbare Potenz: Ø (Urtinktur).*

Mittelwirkung **Echinacea angustifolia** hat in der Urtinktur eine antibiotische, entzündungshemmende und antiinfektiöse Wirkung. Diese beobachtet man auch bei Verwendung tiefer homöopathischer Potenzen.

Indikationen In der Zahnheilkunde kommt **Echinacea angustifolia** bei der Behandlung von Entzündungen mit Infektionsrisiko zur Anwendung:

Zahnfleischentzündungen	• **Echinacea angustifolia Ø,** 30 Tropfen auf ein halbes Glas abgekochtes lauwarmes Wasser geben, als Mundspülung anwenden, davon zu Beginn stündlich, später die Abstände größer werden lassen, 1 Woche lang
Parodontalerkrankungen	• **Echinacea angustifolia Ø,** je 30 Tropfen in ein halbes Glas abgekochtes lauwarmes Wasser geben, als Mundspülung anwenden, zu Beginn stündlich, im Verlauf die Zeitabstände größer werden lassen, 1 Woche • Eiterung: **Echinacea angustifolia C6,** 2-mal täglich 5 Globuli, 10 Tage

Tipp **Echinacea angustifolia Ø** wird gerne zusammen mit **Calendula officinalis Ø** und **Plantago major Ø** zu gleichen Teilen gemischt eingesetzt (30 Tropfen von jedem).

FERRUM PHOSPHORICUM

Ausgangssubstanz: Eisenphosphat – $Fe_3(PO_2)$ $8H_2O$, tiefste verfügbare Potenz: C3.

Mittelwirkung Man findet eine entzündungshemmende, fiebersenkende und blutungsstillende Wirkung bei Gabe homöopathischer Potenzen von **Ferrum phosphoricum.**

Indikationen **Ferrum phosphoricum** ist in der Zahnheilkunde angezeigt bei Symptomenkomplexen mit Entzündung (Wurzelhautentzündungen), zum Teil begleitet von mäßigem Fieber, das schrittweise erscheint, und Schwäche.

Schwäche	• **Ferrum phosphoricum C12,** morgens 5 Globuli, 1 Woche lang

GELSEMIUM SEMPERVIRENS

Ausgangssubstanz: *Gelber Jasmin, tiefste verfügbare Potenz: C3.*

Mittelwirkung **Gelsemium sempervirens** hat in homöopathischer Potenz eine beruhigende Wirkung bei Ängsten.

Indikationen **Gelsemium sempervirens** ist in der Zahnheilkunde geeignet für Gemütsbeschwerden, die der zahnärztlichen Behandlung vorausgehen: Nervöse Erregung mit Schüchternheit, Ängstlichkeit mit Neigung, sich ständig zu wiederholen, Schlaflosigkeit durch Erwartungsspannung. Die Beschwerden sind meistens von Zittern, häufigem Wasserlassen und/oder Durchfall begleitet.

Ängste

- **Gelsemium sempervirens C12,** 1 Gabe am Abend vor dem Eingriff oder am Tag der Behandlung 2 Stunden vorher oder **Gelsemium sempervirens C6,** morgens je 5 Globuli, 4–5 Tage vor der Behandlung

HAMAMELIS VIRGINIANA

Ausgangssubstanz: *Virginische Zaubernuss, tiefste verfügbare Potenz: Ø (Urtinktur).*

Mittelwirkung **Hamamelis virginiana** hat in der Urtinktur eine antibiotische, entzündungshemmende und venenstärkende Wirkung. Diese gefäßschützende Wirkung findet sich auch bei homöopathischer Gabe von **Hamamelis virginiana** wieder.

Indikationen **Hamamelis virginiana** ist in der Zahnheilkunde nützlich zur Prävention und Behandlung von posttraumatischen und postoperativen Blutungen.

Posttraumatische und postoperative Blutungen	• **Hamamelis virginiana** C6, alle 2 Stunden 5 Globuli, 4 Tage

HEKLA LAVA

Ausgangssubstanz: *Asche des Hekla-Vulkans, tiefste verfügbare Potenz: C3.*

Mittelwirkung Die homöopathische Nutzung geht auf tierärztliche Beobachtung einer Tierseuche bei Schafen zurück, die an den Hängen des Vulkans Hekla weideten. Die Tiere hatten Vulkanasche aufgenommen, und dies rief eine funktionelle schmerzhafte Unbeweglichkeit und eine deutliche Beeinträchtigung des Allgemeinzustands hervor. Ursache war eine Knochenhautentzündung bzw. sogar eine eitrige Knochenentzündung, wobei die Knochen der Gliedmaßen sowie des Kopfes und besonders der Kiefer betroffen waren.

Indikationen *Hekla lava* ist in der Zahnheilkunde angezeigt bei folgenden Indikationen.

Zahnfachentzündung	• *Hekla lava* **C6,** je morgens und abends 5 Globuli, 5 Tage
Exostosen des Ober- und Unterkiefers	• *Hekla lava* **C12,** 1-mal wöchentlich 5 Globuli, über 6 Monate. Die Behandlung sollte nach 3 Monaten wiederholt werden.
Speichelstein	• *Hekla lava* **C12,** 1-mal wöchentlich 5 Globuli, über 6 Monate
Knochenentzündungen	• *Hekla lava* **C6,** je morgens und abends 5 Globuli, 8 Tage

HEPAR SULFURIS CALCAREUM

Ausgangssubstanz: Kalkschwefelleber, tiefste verfügbare Potenz: C4.

Mittelwirkung Zu beobachten ist eine entzündungshemmende, antiseptische und antiinfektiöse Wirkung bei homöopathischer Gabe von **Hepar sulfuris calcareum,** sowohl bei akuten als auch bei chronischen Fällen.

Indikationen **Hepar sulfuris calcareum** wird in der Zahnheilkunde eingesetzt bei infektiösen Prozessen, besonders bei Parodontalerkrankungen. Eiteransammlungen sollte so früh wie möglich zahnchirurgisch eine Abflussmöglichkeit geschaffen werden. **Hepar sulfuris calcareum** wird außerdem zur Prävention von Zahninfektionen verwendet; allerdings ersetzt es nicht die Prophylaxe der infektiösen Endokarditis.

Parodontalerkrankungen	• **Hepar sulfuris calcareum C12**, alle 2 Stunden 5 Globuli, zur Allgemeinbehandlung, 2 Tage; bei deutlicher Besserung der lokalen Entzündung weitermachen mit: **Hepar sulfuris calcareum C12,** jeden Morgen 5 Globuli, 1 Monat lang
Prävention von Zahninfektionen (ohne infektiösen Herd)	• **Hepar sulfuris calcareum C30,** je morgens und abends 1 Gabe über 4 Tage

HYPERICUM PERFORATUM

Ausgangssubstanz: Johanniskraut, tiefste verfügbare Potenz: Ø (Urtinktur).

Mittelwirkung **Hypericum perforatum** hat in homöopathischen Potenzen eine schmerzlindernde Wirkung bei Folgen von Trauma der Nervenenden.

Indikationen Das Mittel ist angezeigt zur Behandlung von Schmerzen bei folgenden Indikationen:

Erschwerter Zahndurchbruch	• **Hypericum perforatum C12,** 3- bis 4-mal täglich, 5–6 Tage
Wurzelhautentzündungen	• Traumatisch bedingte Wurzelhaut-entzündung: **Hypericum perforatum C12** bei Subluxation des Zahns, 4- bis 5-mal täglich 5 Globuli, 4–5 Tage, anschließend bei Bedarf fortfahren mit **Hypericum perforatum C12**, 3-mal täglich 5 Globuli, 3 Tage • Wurzelhautentzündung durch che-mische Reize: **Hypericum perforatum C12,** alle 2 Stunden 5 Globuli bis der Schmerz sich aufgelöst hat
Zahnextraktionen	• **Hypericum perforatum C12**, 4-mal täglich 5 Globuli, 5 Tage
Beschwerden der **Kaumuskulatur** und der **Kiefergelenke**	• **Hypericum perforatum C12,** am ersten Tag alle 2 Stunden 5 Globuli, in den folgenden Tagen die Abstände größer werden lassen, über 10 Tage

IGNATIA AMARA

Ausgangssubstanz: Ignatiusbohne, tiefste verfügbare Potenz: D 6.

Mittelwirkung Die Urtinktur wirkt psychostimulierend. Bei homöopathischer Gabe von *Ignatia amara* zeigt sich eine beruhigende Wirkung bei Ängsten.

Indikationen Angezeigt ist *Ignatia amara* bei nervöser Unruhe und Ängsten vor der zahnärztlichen Behandlung, die mit krampfartigen Schmerzen in Hals, Brustkorb, Oberbauch und rechter Darmbeingrube einhergehen.

Nervöse Unruhe, Ängste	• *Ignatia amara* **C6,** morgens je 5 Globuli, ab dem 3. Tag vor der Behandlung, außerdem am Abend vorher und am Morgen des Eingriffs

IPECACUANHA

Ausgangssubstanz: Brechwurzel, tiefste verfügbare Potenz: Ø (Urtinktur).

Mittelwirkung Die Urtinktur von *Ipecacuanha* wirkt als Brechmittel und Schleimlöser. Homöopathische Zubereitungen kann man als Mittel gegen Erbrechen einsetzen.

Indikationen In der Zahnheilkunde wird *Ipecacuanha* zur Behandlung des Würgereizes mit Speichelfluss, der bis zum Erbrechen gehen kann, eingesetzt.

Würgereiz	• *Ipecacuanha* **C6,** 5 Globuli vor der Behandlung oder Abdrucknahme; 3-mal täglich bei Bedarf nach dem Einsetzen von Prothesen

JABORANDI

Ausgangssubstanz: *Jaborandi, tiefste verfügbare Potenz: Ø (Urtinktur).*

Mittelwirkung Die Urtinktur von **Jaborandi** wird zur Behandlung von Mundtrockenheit eingesetzt. Bei homöopathischer Gabe zeigt sich eine Wirkung bei Speichelfluss und übermäßigem Schwitzen der Hände.

Indikationen **Jaborandi** kommt in der Zahnheilkunde bei vermehrtem Speichelfluss zur Anwendung, besonders, wenn er von übermäßigem Schwitzen begleitet wird.

Vermehrter Speichelfluss	• **Jaborandi C6,** am Tag vor der Behandlung 3-mal 5 Globuli, die letzte Gabe abends vorher

JODUM

Ausgangssubstanz: Jod, tiefste verfügbare Potenz: C1.

Mittelwirkung Homöopathische Potenzen von Jod haben eine angst-lösende Wirkung.

Indikationen In der Zahnheilkunde wird **Jodum** eingesetzt, um Patienten zu beruhigen, deren Ängste von Unruhe begleitet sind.

Angst vor dem Zahnarzt	• **Jodum C6,** morgens je 5 Globuli, ab dem 5. Tag vor der Behandlung

Tipp Diese Arznei wird oft ergänzend mit **Ignatia amara** und/oder **Nux vomica** verwendet.

KALIUM BICHROMICUM

Ausgangssubstanz: *Kaliumbichromat – $K_2Cr_2O_7$, tiefste verfügbare Potenz: C1.*

Mittelwirkung Nach homöopathischer Gabe von **Kalium bichromicum** beobachtet man eine entzündungshemmende und antisekretorische Wirkung.

Indikationen **Kalium bichromicum** wird in der Zahnheilkunde eingesetzt bei Aphthen und erhöhtem Speichelfluss.

Aphthen	• **Kalium bichromicum C6,** alle 2 Stunden 5 Globuli, sobald Besserung eintritt, die Abstände größer werden lassen
Vermehrter Speichelfluss	• **Kalium bichromicum C12,** am Tag vor der Behandlung 3-mal 5 Globuli, die letzte Gabe sollte abends vorher gegeben werden

LACHNANTES TINCTORIA

Ausgangssubstanz: *Wollnarzisse, tiefste verfügbare Potenz: Ø (Urtinktur).*

Mittelwirkung **Lachnantes tinctoria** hat in homöopathischer Potenz entspannende und schmerzlindernde Wirkung.

Indikationen In der Zahnheilkunde kommt es bei akutem Schiefhals zur Anwendung.

Akuter Schiefhals

- **Lachnantes tinctoria C6,** 3- bis 4-mal täglich 5 Globuli, mit einsetzender Besserung die Abstände größer werden lassen

LEDUM PALUSTRE

Ausgangssubstanz: Sumpfporst, tiefste verfügbare Potenz: Ø (Urtinktur).

Mittelwirkung Das homöopathische Arzneimittel **Ledum palustre** hat entzündungshemmende und blutstillende Wirkung.

Indikationen In der Zahnheilkunde wird **Ledum palustre** bei posttraumatischen Blutungen eingesetzt.

Posttraumatische Blutungen	• **Ledum palustre C4,** 4-mal täglich 5 Globuli, 5–6 Tage

LYCOPODIUM CLAVATUM

Ausgangssubstanz: Bärlapp, tiefste verfügbare Potenz: Ø (Urtinktur).

Mittelwirkung **Lycopodium clavatum** wirkt als homöopathische Potenz unter anderem auf den Verdauungstrakt.

Indikationen Aus der therapeutischen Erfahrung der zahnärztlichen Praxis zeigt sich, dass **Lycopodium clavatum** eine gute Wirkung bei Patienten mit Aphthose und Zahnfleischentzündung hat.

Aphthosen	• **Lycopodium clavatum C6,** morgens, mittags und abends je 5 Globuli über 8 Tage
Zahnfleischentzündung	• **Lycopodium clavatum C6**, morgens und abends 5 Globuli über 10 Tage

MAGNESIUM PHOSPHORICUM

Ausgangssubstanz: Magnesiumphosphat $MgHPO_4 3H_2O$, tiefste verfügbare Potenz: C3.

Mittelwirkung **Magnesium phosphoricum** wirkt in potenzierter Form krampflösend, schmerzlindernd und ist bei Nervenschmerz wirksam.

Indikationen **Magnesium phosphoricum** wird in der zahnärztlichen Praxis bei bohrendem Zahnschmerz eingesetzt.

Zahnschmerzen	**Magnesium phosphoricum C30,** 1 Gabe in der Schmerzkrise

MERCURIUS SOLUBILIS

Ausgangssubstanz: *Mercurius solubilis Hahnemanni, Quecksilber, tiefste verfügbare Potenz: C3.*

Mittelwirkung Bei homöopathischer Gabe von **Mercurius solubilis** zeigt sich eine entzündungshemmende Wirkung.

Indikationen **Mercurius solubilis** eignet sich in der Zahnheilkunde zur Behandlung von Aphthen und Zahnfleischentzündungen, begleitet von übermäßigem Speichelfluss und üblem Mundgeruch.

Aphthen	• **Mercurius solubilis C12**, 1 Gabe zur sofortigen Einnahme bei Patienten mit Neigung zu Aphthen und übermäßigem Speichelfluss, auch zur Prävention
Zahnfleischentzündung	• **Mercurius solubilis C6,** 3-mal täglich 5 Globuli, 5–6 Tage

MEZEREUM

Ausgangssubstanz: *Seidelbast, tiefste verfügbare Potenz: Ø (Urtinktur).*

Mittelwirkung **Mezereum** in homöopathischer Gabe hat eine entzündungshemmende Wirkung.

Indikationen In der Zahnheilkunde kommt **Mezereum** bei Neuralgien des Gesichts zur Anwendung.

Gesichtsneuralgie	• **Mezereum C12,** 5 Globuli bei jeder Verschlimmerung der Neuralgie bis zu 3- bis 4-mal täglich, 2 Wochen

MOSCHUS

Ausgangssubstanz: Moschustier, tiefste verfügbare Potenz: C4.

Mittelwirkung In homöopathischer Gabe zeigt **Moschus** eine krampf-lösende, entzündungshemmende und stimmungsausgleichende Wirkung.

Indikationen In der Zahnheilkunde wird **Moschus** für funktionelle krampfartige Beschwerden mit Ohnmachtsneigung angewendet. Dieses Arzneimittel kann vor Beginn der Behandlung zur Stabilisierung des Patienten verabreicht werden.

Ohnmachtsneigung	• **Moschus C12,** 1 Gabe vor der Anästhesie

NATRIUM MURIATICUM

Ausgangssubstanz: *Kochsalz, tiefste verfügbare Potenz: D 1.*

Mittelwirkung Homöopathische Gaben von **Natrium muriaticum** wirken auf die Sekretion der Schleimhäute und einige Arten von Hautverletzungen.

Indikationen In der zahnärztlichen Praxis kommt **Natrium muriaticum** bei rezidivierendem Herpes labialis und bei Trockenheit des Mundes zur Anwendung.

Rezidivierender Herpes labialis	• **Natrium muriaticum C6,** 4- bis 5-mal täglich 5 Globuli bis zum Verschwinden der Bläschen
Mundtrockenheit	• **Natrium muriaticum C6,** 2-mal täglich 5 Globuli über 3 Wochen

Tipp Typisch für **Natrium muriaticum** ist, dass der Patient ständig Durst hat und ein Verlangen nach salzigen Speisen.

NUX MOSCHATA

Ausgangssubstanz: *Muskatnuss, tiefste verfügbare Potenz: Ø (Urtinktur).*

Mittelwirkung Die homöopathische Gabe von **Nux moschata** zeigt eine Wirkung auf die Sekretion der Schleimhäute.

Indikationen In der Zahnheilkunde findet **Nux moschata** Anwendung bei Mundtrockenheit.

Mundtrockenheit	• **Nux moschata C6,** morgens je 5 Globuli, 10 Tage

NUX VOMICA

Ausgangssubstanz: *Brechnuss, tiefste verfügbare Potenz: Ø (Urtinktur).*

Mittelwirkung Nach Gabe von **Nux vomica** in homöopathischer Potenz zeigt sich unter anderem eine Wirkung auf die Verdauungsfunktionen und ein Einfluss auf Stimmungsschwankungen.

Indikationen In der zahnärztlichen Praxis kommt **Nux vomica** zum Einsatz bei folgenden Indikationen:

Zahnfleischentzündungen	• **Nux vomica C6,** morgens und abends je 5 Globuli, 10 Tage
Mundtrockenheit	• **Nux vomica C6,** morgens und abends je 5 Globuli, 3 Wochen. Diese Verordnung eignet sich für Patienten mit sehr geringem Durstgefühl.
Würgereiz	• **Nux vomica C6**, morgens je 5 Globuli, 1 Woche vor der Behandlung (Abdrucknahme, Einsatz von Prothesen), bei Patienten mit Gemütszuständen wie unten beschrieben
Befindlichkeitsstörungen bei reizbaren und ungeduldigen Patienten	• **Nux vomica C12,** 1 Gabe morgens am Tag der Behandlung

PHOSPHORICUM ACIDUM

Ausgangssubstanz: *Phosphorsäure – H_3PO_4, tiefste verfügbare Potenz: C1.*

Mittelwirkung Die Wirkung von **Phosphoricum acidum** in homöopathischer Potenz ist psychostimulierend.

Indikationen In der Zahnheilkunde gibt es keine typische Indikation für **Phosphoricum acidum**; allerdings ist dieses Arzneimittel nützlich bei Schwäche (besonders psychische Entkräftung) als Folge einer kräftezehrenden Erkrankung.

Postoperative Schwäche	• **Phosphoricum acidum C12,** 1 Gabe nach dem zahnärztlichen Eingriff und **Phosphoricum acidum C6**, je 5 Globuli an den ersten 5 Tagen nach der Operation

PHOSPHORUS

Ausgangssubstanz: Weißer Phosphor – P, tiefste verfügbare Potenz: D5.

Mittelwirkung Nach Gabe von **Phosphorus** in homöopathischer Potenz zeigt sich eine blutungsstillende und entzündungshemmende Wirkung.

Indikationen In der Zahnheilkunde wird **Phosphorus** eingesetzt zur Behandlung von chirurgischen Blutungen und zur Prävention von Zahnfleischblutungen, wenn ein Eingriff bei Patienten mit Zahnfleischentzündungen vorgenommen wird.

Postoperative Blutungen	• **Phosphorus C12,** stündlich 5 Globuli, bis die Blutung zum Stillstand kommt
Prävention von Zahnfleischblutungen (bei Zahnfleischentzündung)	• **Phosphorus C12,** 1 Gabe am Abend vor dem Eingriff

PHYTOLACCA DECANDRA

Ausgangssubstanz: *Kermesbeere, tiefste verfügbare Potenz: Ø (Urtinktur).*

Mittelwirkung Es zeigt sich eine entzündungshemmende Wirkung von **Phytolacca decandra** sowohl nach Gabe der Urtinktur wie auch nach potenzierter Gabe.

Indikationen **Phytolacca decandra** ist in der Zahnheilkunde nützlich zur Schmerzlinderung bei erschwertem Zahndurchbruch und Zahnfachentzündung ebenso wie zur Wundheilung nach Zahnextraktion.

Durchbruch der **Weisheitszähne**	• **Phytolacca-Calendula,** 50 Tropfen in ein halbes Glas lauwarmes abgekochtes Wasser geben, als Mundspülung anwenden, zunächst stündlich, im weiteren Verlauf die Abstände größer werden lassen; 4–5 Tage
Zahnfachentzündung	• **Phytolacca decandra Ø,** einige Tropfen mit einem Tupfer lokal aufgetragen, 3- bis 4-mal täglich, 3–4 Tage
Wundheilung nach **Zahnextraktion**	• **Phytolacca-Calendula,** 50 Tropfen in ein halbes Glas lauwarmes abgekochtes Wasser geben, als Mundspülung anwenden, 2- bis 3-mal täglich, 2–3 Tage vor und nach der Zahnextraktion

Tipp **Phytolacca-Calendula** ist eine häufig verordnete Fertigmischung: erhältlich in 30 ml Größe; diese Arznei besteht aus einer Mischung von **Phytolacca decandra Ø** und **Calendula officinalis Ø** zu gleichen Teilen

PLANTAGO MAJOR

Ausgangssubstanz: *Breitblättriger Wegerich, tiefste verfügbare Potenz: Ø (Urtinktur).*

Mittelwirkung **Plantago major** zeigt bei Gabe sowohl der Urtinktur als auch der homöopathischen Potenz eine entzündungshemmende und antibiotische Wirkung.

Indikationen In der Zahnheilkunde ist **Plantago major** nützlich bei Zahnfleischentzündungen und Parodontalerkrankungen.

Tipp Dieses Arzneimittel wird oft mit **Pyrogenium** ergänzt.

Zahnfleischentzündung und **Parodontalerkrankungen**	• **Plantago major C6,** 6-mal täglich 5 Globuli, 8 Tage
Lokale Behandlung	• **Plantago major Ø + Calendula officinalis Ø + Echinacea angustifolia Ø,** 30 Tropfen von jedem in ein halbes Glas abgekochtes lauwarmes Wasser geben, als Mundspülung anwenden, zu Beginn der Behandlung stündlich, bei eintretender Besserung die Abstände größer werden lassen.

PYROGENIUM

Ausgangssubstanz: *Nosode, Autolysat aus Schweine-Muskelgewebe, tiefste verfügbare Potenz: C4.*

Mittelwirkung Nach homöopathischer Gabe von **Pyrogenium** zeigt sich eine antiinfektiöse und antiseptische Wirkung.

Indikationen **Pyrogenium** hat keine spezifische Indikation in der Zahnheilkunde; diese Arznei ist zur Prävention und Behandlung von eitrigen Prozessen angezeigt, die keine sofortige Antibiotikatherapie erforderlich machen:

Durchbruch der Weisheitszähne	• **Pyrogenium C6,** 1 Gabe, möglichst bald nach dem Zahnarztbesuch
Infektiöse Wurzelhautentzündung	• **Pyrogenium C6,** je 5 Globuli morgens nach dem Erwachen und nachmittags, 3 Tage
Zahnextraktionen	• **Pyrogenium C6,** 2-mal täglich 5 Globuli, 4 Tage
Zahnfleischentzündungen	• **Pyrogenium: C6,** je 5 Globuli morgens und nachmittags, 5–6 Tage
Parodontalerkrankungen, bei Eiterung	• **Pyrogenium C6,** 2-mal täglich 5 Globuli, 10 Tage

Tipp Dieses Arzneimittel ersetzt nicht die Prophylaxe der infektiösen Endokarditis.

RHUS TOXICODENDRON

Ausgangssubstanz: *Giftsumach, tiefste verfügbare Potenz: Ø (Urtinktur).*

Mittelwirkung Bei **Rhus toxicodendron** kann man nach homöopathischer Gabe eine entzündungshemmende Wirkung beobachten; diese Wirkung zeigt sich besonders bei den Bandstrukturen.

Indikationen In der Zahnheilkunde kommt **Rhus toxicodendron** bei traumatischen Wurzelhautentzündungen zum Einsatz.

Traumatische Wurzelhautentzündung	• **Rhus toxicodendron C6,** 5 Globuli stündlich zu Beginn der Behandlung; bei einsetzender Besserung die Abstände größer werden lassen

SEPIA OFFICINALIS

Ausgangssubstanz: *Tinte des Tintenfischs, tiefste verfügbare Potenz: C4.*

Mittelwirkung Es zeigt sich bei homöopathischer Gabe von **Sepia officinalis** unter anderem eine Wirkung auf den Verdauungstrakt.

Indikationen **Sepia officinalis** ist in der Zahnheilkunde nützlich bei hypertropher Zahnfleischentzündung.

Hypertrophe Zahnfleisch-entzündung	• *Sepia officinalis* **C6,** 5 Globuli täglich, 10 Tage

SILICEA

Ausgangssubstanz: *Kieselsäure, tiefste verfügbare Potenz: C3.*

Mittelwirkung Bei homöopathischer Gabe von **Silicea** zeigt sich unter anderem eine entzündungshemmende und antiinfektiöse Wirkung. Außerdem wird diese Arznei traditionell zur Stabilisierung des Mineralhaushalts angewendet.

Indikationen **Silicea** kommt in der zahnärztlichen Praxis bei Speichelstein wie auch zur Prävention von Karies und rezidivierender infektiöser Wurzelhautentzündung zum Einsatz.

Speichelstein	• Behandlung bei akutem Schmerz: **Silicea C12,** 1 Gabe im akuten Zustand – anschließend **Silicea C6,** jeden Morgen 5 Globuli, 1 Woche lang • Prävention von Rezidiven: **Silicea C 12,** 1-mal wöchentlich morgens nüchtern 5 Globuli, 6 Monate
Kariesprävention	• **Silicea C6,** 1 Gabe monatlich über eine lange Zeit
Prävention bei rezidivierender infektiöser **Wurzelhautentzündung**	• **Silicea C12,** 1 Gabe wöchentlich, 6 Monate

SYMPHYTUM

Ausgangssubstanz: Beinwell, tiefste verfügbare Potenz: Ø (Urtinktur).

Mittelwirkung **Symphytum** zeigt bei homöopathischer Gabe eine entzündungshemmende und heilungsfördernde Wirkung.

Indikationen **Symphytum** wird in der Zahnheilkunde bei Knochen- und Knochenhautschmerzen nach Trauma als Folge von Zahnextraktionen und Knochenentzündungen verwendet.

Zahnextraktion	• **Symphytum C6,** 3-mal täglich 5 Globuli, 8 Tage
Knochenentzündung	• **Symphytum C6,** morgens und abends je 5 Globuli, 10 Tage

THUJA OCCIDENTALIS

Ausgangssubstanz: *Lebensbaum, tiefste verfügbare Potenz: Ø (Urtinktur).*

Mittelwirkung Bei homöopathischer Gabe von ***Thuja occidentalis*** zeigt sich eine entzündungshemmende Wirkung; dieses Arzneimittel ist ein tief wirkendes konstitutionelles Mittel.

Indikationen In der Zahnheilkunde ist ***Thuja*** zur Prävention von Aphthen nützlich.

Aphthen	• ***Thuja occidentalis* C6,** 1-mal wöchentlich 5 Globuli, 6 Monate

4. ANHANG

4.1 AUSGEWÄHLTE HOMÖOPATHISCHE EINZELMITTEL

Die folgenden homöopathischen Arzneimittel sollten in der Praxis vorrätig gehalten werden.

Apis mellifica **C12:** angezeigt bei ödematösen Schwellungen

Arnica montana **C12:** Arzneimittel gegen Ekchymosen und zur Blutstillung. Für anhaltende Blutungen nach der Behandlung. Achtung: bei über 2 Stunden andauernden Blutungen ist unbedingt ärztlicher Rat einzuholen.

Calendula officinalis **Ø:** Arzneimittel mit aseptischer Wirkung. Bei Wunden zur Förderung der Wundheilung. Als Mundspülung oder zum Bepinseln ebenso wie als lauwarme Lösung aus abgekochtem Wasser zum Einsprühen.

China rubra **C6:** bei jeder Art von Blutungen

Gelsemium sempervirens **C12:** zur Behandlung bei Erwartungsspannung und Ängsten vor der Zahnarztbehandlung

Ignatia amara **C6:** Arznei bei nervöser Überempfindlichkeit, Ängsten, Wechselhaftigkeit

Ipecacuanha **C6:** bei Würgereiz, vor der Abdrucknahme, vor Zahnbehandlungen und nach dem Einsetzen von Prothesen

Moschus **C12:** zur Prävention von nervösen Gemütsreaktionen, vor der Anästhesie

4.2 KOMPLEXMITTEL

Homéoaftyl® Tabletten	Aphthen
Homéofluor® Zahnpasta	Mundhygiene
Homéovox® Tabletten	Heiserkeit
Ostéocynésine® Tabletten	Stabilisierung des Mineralhaushalts
Rexorubia® Granulat	Stabilisierung des Mineralhaushalts
Sinuspax® Tabletten	Schmerzen der Kieferhöhle
Voxpax® Tabletten	Heiserkeit

Die oben aufgeführten Mittel können über folgende Apotheke bestellt werden:

Apotheke Farmaline NV
Sint - Truidersteenweg 410
3700 Tongeren
Belgien
Tel.: 03222/1090168 (deutsche Festnetznummer)
www.farmaline.de

4.3 ABBILDUNGSVERZEICHNIS

Seiten 20, 31 und 38: © UFSBD

Seite 17: © Dr. Jean Hégo

Seiten 3, 9, 13-14, 19 und 33: © Boiron

4.4 LITERATURVERZEICHNIS

Bénillouz, Aimé. Homéopathie et Odonto-stomatologi. Paris: Julien Prelet, 1974

Boericke, William: Handbuch der homöopathischen Arzneimittellehre (5. Auflage). Kandern: Narayana Verlag, 2013

De Prevost, Jean: Approche de l'homéopathie en odonto-stomatologie, applications immédiates dans les cas aigus. Sainte-Foy-lès-Lyon: Éditions Boiron, 1986

Dooley, Timothy R.: Homöopathie - Der Quantensprung der Medizin. Kandern: Narayana Verlag, 2014

Dubois, Hélène: Posologie et règles de prescription homéopathique en odonto-stomatologie. Thèse de Doctorat en chirurgie dentaire. Lille: 1983

Duflo-Boujard, Odette: Ophtalmologie homéopathique en pratique courante. Sainte-Foy-lès-Lyon: Éditions Boiron, 2000

Garcia, Christian: L'homéopathie en pratique bucco-dentaire quotidienne. Cahiers de Médecine homéopathique, Paris: Masson, 1987

Leger, Jean: L'homéopathie dentaire en dix remèdes. Paris: Le François, 1970

Murphy, Robin: Klinische Materia Medica (2. Auflage). Kandern: Narayana Verlag, 2010

Perko, Sandra: Therapieleitfaden Homöopathie. Kandern: Narayana Verlag, 2014

Rouy, André: Suite d'enseignements sur la thérapeutique homéopathique. (2ème cycle). Paris: Vigot, 1954 und persönliche Mitteilungen

4.5 INDEX

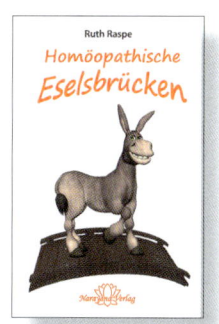

Ruth Raspe

Homöopathische Eselsbrücken

Homöopathie in Merksätzen

176 Seiten, geb., € 9,80

Homöopathie einmal anders. In gängigen Lernsprüchen bringt uns die Heil praktikerin Ruth Raspe über 80 der wichtigsten homöopathischen Mittel nahe.

Ob Aconitum „Schreck lass nach", Arsenicum album „Preußische Werte", Calcium carbonicum „Barockengel", Gelsemium „Häschen in der Grube" oder Gnaphalium „Mich hat die Hexe angeschossen" – humorvoll und kurzweilig prägen sich die Mittelbilder ein und sind einfach wiederzuerkennen. Die Beschreibungen umfassen neben den Merksätzen auch wichtige geistige Merkmale und Leitsymptome, Modalitäten und ungewöhnliche Tipps. Das Büchlein ist eine ideale Ergänzung zu den gängigen Arzneimittelbildern und erleichtert die Mittelwahl mit Hilfe der anschaulichen Eselsbrücken enorm.

"Tolles kleines Büchlein zum Nachschlagen. Es ist kurz und knapp das wichtigste Beschrieben, und das auf eine humorvolle Art und Weise. Das ist sehr erfrischend, und ich kann es jedem Homöopathen empfehlen!! So etwas habe ich schon lange gesucht." Tanja Becker, Heilpraktikerin

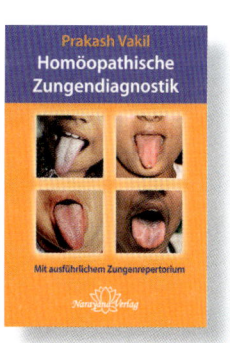

Prakash Vakil

Homöopathische Zungendiagnostik

Mit ausführlichem Zungenrepertorium

132 Seiten, Spiralbindung, € 29.-

Prakash Vakil war ein homöopathischer Pionier, der viele ungewöhnliche Symptome in die Mittelfindung einbezog. In seinem Buch beschreibt er detailliert und mithilfe zahlreicher Abbildungen, wie die Zungendiagnostik entscheidend zur Wahl des richtigen homöopathischen Mittels beitragen kann.

Über 20 Jahre studierte Prakash Vakil die Bedeutung der Zungeneigenschaften wie Beschaffenheit, Form und Farbe und konnte damit oft erstaunliche Fälle lösen. In diesem Werk hat Prakash Vakil bekannte Zungensymptome mit seinen eigenen klinischen Erfahrungen ergänzt. Kernstück ist das ausführliche Zungenrepertorium, das eine große Hilfe bei der Mittelwahl darstellt.

Symptome der Zunge sind objektiv und leicht bei der Fallaufnahme zu erheben. Das handliche Buch ist ein nützlicher Leitfaden, der die Beobachtungsfähigkeit schärft und wertvolle Hinweise zur homöopathischen Verschreibung liefert.

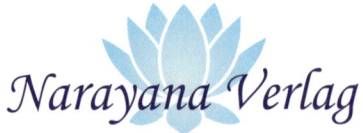

Narayana Verlag

Blumenplatz 2, D-79400 Kandern

Tel: +49 7626-974970-0, Fax: +49 7626-974970-9

info@narayana-verlag.de

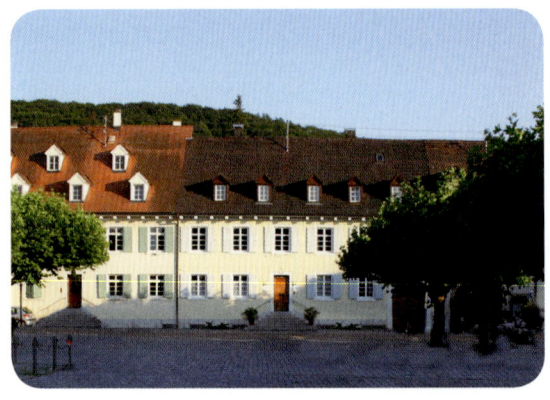

In unserer Online Buchhandlung
www.narayana-verlag.de
führen wir alle deutschen, englischen
und französischen Homöopathie-Bücher.
Es gibt zu jedem Titel aussagekräftige Leseproben.

Ein Gesamtverzeichnis ist kostenlos erhältlich.

Auf der Webseite gibt es ständig Neuigkeiten zu
aktuellen Themen, Studien und Seminaren mit weltweit
führenden Homöopathen, sowie einen Erfahrungsaustausch
bei Krankheiten und Epidemien.